Le jour d'après Parkinson

Maryse Emel

A Fouad

A toi Petit-garçon, tu te reconnaîtras peut-être

A vous mes amis qui avez su souvent rester silencieux, loin des discours convenus

A vous mes enfants

et vous mes parents

Avant-propos

J'ai eu une sorte d'illumination en classe de cinquième. Rencontrant le mot de philosophe » je décidai de le devenir, ce que mon professeure de français d'alors jugea un peu présomptueux.

Je le suis devenue : professeure de philosophie, pas philosophe. Quand je raconte cette histoire, le public sourit. Cette histoire est cependant bien plus qu'une boutade ou une mythologie personnelle. Elle a le mérite de faire comprendre la force du désir dans l'orientation de sa vie, et aussi les limites d'un système scolaire qui vous oriente par des pré-visions ne prenant pas en compte les vôtres. En tout cas je préfère mes rêves de visionnaire aux écrans de visionnage de l'Onisep.

L'année de terminale en 1979, je n'eus pas de cours de philosophie. Le prof s'était présenté une seule fois, le jour de la rentrée. Il nous avait fait acheter Le Traité Théologico-Politique de Spinoza. J'ai toujours le livre dans ma bibliothèque. J'avais tenté de l'ouvrir, mais les lettres valsaient devant mes yeux. Il ne revint jamais.Mon prof de math nous fit quelques heures... mais il était d'abord prof de math !

      Le hasard des rencontres me conduisit après un bac laborieux en classe Préparatoire littéraire. J'y découvris ce que Bourdieu nomme la reproduction sociale. En fait j'y découvris l'arrogance d'une classe sociale armée d'une culture officielle, dont à 18 ans je ne connaissais rien. Cela stimula mon militantisme utopiste... et je commençais à écrire très motivée mais maladroite. Je choisis option philo en khâgne. Sur un coup de dés. J'ai vu la danse des élites futures se faire un carnet d'adresses. Pendant ce temps j'emmenais mon chat en cours de philo. Il dormait sous la table.

Par une ellipse cinématographique, j'avance sur la ligne de la chronologie. Me voici projetée dans ma salle de classe. La première heure. Je vois des yeux attentifs capables de s'intéresser tout autant à autre chose. Descartes m'accompagne. Un de mes talons se coincera dans l'estrade. L'art d'enseigner c'est aussi cela : savoir détourner les regards. Pas à chaque fois, pour un talon mais enseigner à de jeunes adolescents tient de la performance, on ne le souligne pas assez. Jouer le rôle du prof toujours en forme relève du funambulisme : surtout ne pas tomber dans le vide.

Dans les années 90 mon leitmotiv était la force du désir. Je rusais avec les éléments. Amener les élèves à la philosophie c'est leur faire découvrir un autre monde, les déterritorialiser pour les sortir de leurs habitudes. Je suis allée à Marseille, Rennes... avec des classes technologiques. Le territoire de la classe est né hors la salle pour ensuite l'investir. Instruire dans les classes où j'ai oeuvré nécessitait ce détour, mais un retour aux textes fondateurs aussi. Or pour faire ce retour vers le passé, encore fallait-il que les élèves soient situés sur l'axe du temps. Développer le désir c'est construire le futur, condition nécessaire du passé, dans la conception chronologique scolaire du temps.

Je serai nommée à la Courneuve. Cela durera presque 20 ans. Jusqu'à ce que Parkinson soit trop visible. Ce fut mon cas. Je suis toujours professeure de philo, mais privée d'élèves. Alors j'ai organisé autrement mon rapport à la philosophie : j'écris. Peut-être pour dire que j'existe dans ce vide qui m'entoure. Qui sait ?

J'aime le corridor des mots, le déambulatoire de la pensée. Au chemin de Descartes, je préfère la marche qui trace son chemin au risque de la surprise et de l'inquiétude. Ne pas s'assoupir, tel est le sens de « inquies ».

S'enfermer dans une tour institutionnelle afin de lisser un beau discours n'est pas dans mes préoccupations. Je ne cherche pas des Consolations dans la philosophie. Je ne me tiens pas sur un point fixe. Comme le funambule ne regarde pas le vide pour continuer sa déambulation, j'avance soucieuse de mes désirs, seul antidote à cette maladie invalidante.

Maryse Emel

Février 2021

Une histoire de confinement

Il m'a fallu du temps pour trouver le ton du récit afin d'éviter la larme facile, tous les pièges que me tendait la maladie elle-même. Maladie de la honte, maladie qui affecte les convenances sociales, surnommée « la tremblotte » par des esprits d'une grande finesse, avec Parkinson, une chose est sûre : les jours et les nuits ne se répètent pas. Prévoir n'appartient pas à son lexique. Vous êtes soumis à son rythme. Cela vaut pour tout y compris la douche. Une banalité du quotidien qui peut devenir un cauchemar. La nécessité hygiéniste de nettoyer, laver, brosser, supplée au plaisir de l'eau vive désaltérante. Le corps doit accepter cette règle essentielle : la patience associée à l'urgence. Si par exemple, à ce moment précis je peux écrire, il me faut écrire. Quitte à me lever en pleine nuit. Ce livre doit autant à la nuit qu'au jour. Quand je suis bloquée ou en dyskinésie, j'ai tout le temps d'attendre. Je ne suis pas du genre à patienter. Difficile d'imaginer les frustrations de la femme que je fus devant celle que je suis devenue . Il m'a fallu jongler, combiner, composer, apprendre à différer mes désirs, parfois aussi mes besoins. Les besoins élémentaires qui nous rapprochent de ce double honni, l'animal, la maladie nous y renvoie sans cesse. Avec la crainte de ne pas se redresser. Maladie de la honte. Le corps lutte avec ma volonté de le ramener à du présentable, du convenable. Obsessionnelle honte qui ne vous lâche jamais. Vous vous voyez décliner et effacez le passé. Du moins vous essayez. Mais vous ne voyez pas que sans passé vous vous effondrez. Le regard de vos enfants ne comprend pas. Vous non plus.

Perdue au milieu de la foule, tantôt trop lente, tantôt trop rapide, je suis celle qui est incapable la plupart du temps de faire face. Femme non plus au bord mais dans les abysses de ces crises récurrentes et imprévisibles.

> Bien sûr, d'aucuns diront que je suis courageuse. Ai-je seulement le choix ?

Ce récit n'est pas une fiction. Ce n'est pas non plus un essai. Sa vérité, il la porte en soi. J'en suis le personnage principal. J'y raconte l'histoire de cette énigme qui, un jour, bien avant ce jour, raidit mes membres, humilia celle que je tentais de devenir. Je dus accepter à 45 ans de vieillir prématurément. Je découvrais qu'il me fallait prendre une voie encore inconnue, tout en maintenant éveillée la puissance du désir afin de ne pas sombrer dans l'ineffable, le mutisme chagrin.

J'étais une femme à la parole pressée, je m'installai devant l'écran numérique. L'écrit s'inscrivit de plus en plus sur des pages verticales, le clavier soutenait la main défaillante parfois. J'étais spontanée et vive, j'appris le silence et le doute. Je croyais en l'amour, j'y renonçai, incapable que j'étais de vouloir expliquer ces dérèglements de mon corps. Maladie de la honte, elle me faisait fuir les restaurants où je ne me sentais jamais à ma place. Je pleurais de rage de voir mon corps ainsi s'échapper. La volonté était impuissante à le redresser. Je comprenais soudain mieux pourquoi Descartes qualifiait l'union de l'âme et du corps d'incompréhensible. J'expérimentais l'infinité d'une volonté prétendant rivaliser avec Dieu. Moi qui aimais l'improvisation, il me fallut calculer. Au cinéma, je m'agitais aux mauvais moments, perturbatrice de ce temps du divertissement. Dans le train, je me retrouvai atteinte de mouvements brusques, inquiétants pour les voisins.

Parkinson, c'est le nom de mon destin. Maladie de la dégénérescence du système nerveux, incurable et irréversible. Elle frappe soudain le corps de la lenteur, le fait chuter devant des passants étonnés. Elle fait de vous ce qu'on appelle un invalide.
Qu'on ne me parle plus de tolérance ou d'aimer son prochain ! Discours de la bonne conscience qui cache la compassion dont je n'ai jamais voulu .

J'ai vécu et je vis toujours cette maladie comme une punition. Il y a quelque chose de l'histoire de Job dans ce destin. J'ai pensé, pour me consoler, que ce n'était qu'un test, que j'étais mise à l'épreuve. Il a fallu admettre que cela était pur égocentrement de ma part. Dieu avait autre chose à faire. Alors, j'ai cherché d'autres causes. J'ai remonté le temps de la ligne. Le temps originaire de l'enfance, le temps perdu des souvenirs, le temps de la filiation et de la transmission. Dans les dédales de la mémoire j'ai attrapé le fil, ou plutôt les fils, cherchant le sens. J'ai vu Icare voler afin de s'enfuir du labyrinthe où l'attendait le Minotaure, ce terrible monstre gardien du lieu. Il se fit des ailes et les colla avec de la cire d'abeille.

Quelle fut la cause qui déclencha mon destin ? Ce singulier n'augure rien de bon. On croit naïvement qu'il y en a pléthore à défaut d'une seule. En écrivant j'en ai croisé de ces raisons qui n'étaient que des baudruches.

Je n'aime pas la psychologie de comptoir qui tire si vite des inductions. C'est vrai que notre réflexion incline aux systèmes bien huilés au risque de glisser sur une flaque.

J'ai cherché et cherche toujours ce qui m'a conduit à devenir une « parkinsonienne » comme d'autres deviennent chanteurs, syndicalistes ou mécaniciens. Le hasard, les déterminations d'un programme génétique défaillant, la mémoire, une éducation mal digérée, les suggestions restent ouvertes. Maladie incurable. Et dégénérescente. A terme je serai dégénérée. Les images affluent. Accélèrent.

La mer se déchaîne. Les rives se couvrent d'algues et le goémon exhale le parfum rocheux de la marée bleutée. Le sable retourné colle à ma peau. Icare s'élève.

S'envole. Rêve d'une nouvelle vie. La mer se jette en hurlant sur les rochers de granit. Je les escaladais jadis ces brisures de la côte. Je redoutais de glisser. Icare s'élève encore tout au plaisir de l'envol.

Je contemple la puissance du désir. Dans le rêve, Icare ne chute pas mais me transmet le fil. Le fil du désir. C'est ce livre qui s'en détache.

J'ai Parkinson, c'est mon pensum, ma punition, ma vie depuis bientôt quinze ans. Ça fait mal de raconter cette mise à l'épreuve dont on ne saisit pas les raisons. Au début personne ne le sait. On doute de votre carte d'invalide, en vous traitant d'être un resquilleur. Les troubles propres à la maladie ne sont que peu visibles. A la Poste, dans les magasins, dans les transports, c'est la même histoire qui se répète. Combien de fois ai-je appelé des responsables à la rescousse pour attester de mon handicap ! Sans signe distinctif qui vous rend cette fois trop visible, vous n'êtes rien.

Un psychiatre attentionné y voyait une ruse d'un inconscient joueur repliant le bras craintivement. J'étais devenue un cas freudien. En quête de protection. Il alla même jusqu'à vouloir réparer mon couple. Notre rendez-vous hebdomadaire cessa immédiatement.
Je me suis retrouvée embarquée malgré moi dans les réactions imprévues de mon corps vivant sa propre vie. Difficile dès lors de parler de choix ou de responsabilité. Il suivait des règles, une série

de réactions que je découvrais à chaque fois qu'un pallier était franchi. C'était alors un saut qualitatif. Une perte irréversible. L'équilibre atteint, je perdais en même temps la maîtrise de l'espace. Le monde se réduisait, m'offrant de moins en moins de refuge.

Je ne vois dans mes mouvements contrariant l'ordre organique du corps que des effets qui perturbent ma relation au monde, une absence de cohésion prêtant à confusion, d'abord avec le groupe social. Les corps ne sont pas dans un rapport extérieur les uns aux autres. Perdre l'équilibre c'est être un obstacle à l'agencement organisé de la mécanique des corps. J'étais le gravier qui dérègle le rouage, celle qu'il faut tenir à l'écart. Qu'il faut oublier.

Rien ne permet d'identifier Parkinson au premier abord. C'est une maladie invisible. On m'a parlé de la crampe de l'écrivain devant mon bras replié, vision pour le moins poétique qui un temps retint mon attention. On me parla de dépression. On me dit tant de choses. Une chose est certaine, c'est qu'elle ne laisse pas indifférent. Vous suscitez un intérêt amusé, surtout lorsque vous vous laissez déborder par ces mouvements involontaires qui vous font vous agiter dans tous les sens.

Notre époque se gargarise de communication. Parkinson en est l'inversion. Il est traversée du miroir, le négatif de la vie sociale, disons même son refoulé. On a du mal à qualifier Parkinson de maladie. Il est dérèglement de l'intimité de la relation plutôt que maladie, impuissant à produire quelques compensations permettant une vie sociale viable. La relation à l'autre y est opaque, source d'inquiétude pour celui qui ne comprend pas d'autres règles que celles entretenues par le groupe. Parkinson porte en soi une force destructive de l'appartenance au groupe par ses effets de désolidarisation à toute formation organisée, régulant le rapport de la partie au tout. Son traitement médical porte en germe l'aggravation de cette situation. L'apport de dopamine est un complément à sa production insuffisante, mais la menace est constante d'une surdose et donc de comportements de l'ordre de l'anormal, de l'amoral. Incompatible avec un ordre qui lui soit extérieur, elle est une forme de dégradation irréversible du système nerveux. La mécanique prend le pas sur l'organique, comme si le corps devenait un ensemble de pièces mécaniques séparées les unes des autres. Je pleure parfois face à mon impuissance quand je devine ce qui m'attend. Il y a à terme la perte du contrôle de soi.

Souvent réduite à des tremblements intempestifs créant un effet comique, elle provoque incompréhension et compassion.

J'ai bientôt soixante ans. Autant dire que mon autonomie se raccourcit. Déjà quinze ans que je suis malade. Je sens qu'un jour ce qui fut moi sera lettre morte. Ce qui fut moi... c'est une expression malheureuse. Nous ne sommes que la résultante sans cesse changeante de la rencontre de notre corps non réductible à la matière présente, avec la conscience qu'il s'est construite à travers son passé et le moment
à venir, avec les autres que lui. Le corps est mouvement et devenir. Le mien se fige souvent dans un instant, puis est emporté malgré lui dans l'accélération de la dégradation. La maladie me conduit, peu à peu, du moins je crois, à la suspension de cette capacité qui ne cesse de me permettre de me recréer, de n'être jamais achevée. De même que mon corps se fige parfois, tout mon être semble voué à l'impossible réalisation de soi. Comme si je n'avais plus aucun désir, ce moteur des métamorphoses d'un moi dont l'accomplissement reste encore à venir. Je découvrirai plus tard que ces craintes étaient

infondées. La mutation de mon corps réorientera mes désirs, sans pour autant les faire disparaître. Le désir faiblit mais se maintient. Alors j'écris, en lutte avec une main qui dirige le rythme du texte et freine la pensée. Le clavier de l'ordinateur m'aide à remédier au tracé des lettres mais il présente des difficultés spécifiques supposant une autonomie des doigts ainsi que leur coordination harmonieuse. La vie devient avec Parkinson une partition solitaire que nul orchestre ne peut coordonner à un ensemble. Le jeu du parkinsonien ne se rattache à rien d'autre que sa propre mélopée, intraduisible pour le groupe des musiciens que dirige la baguette de l'orchestration. Ici l'égoïsme se fait nécessité.

Il y a quelques temps, je voulais jouer du piano. Disons apprendre, n'ayant jamais eu l'occasion d'en faire. Une autre fois j'eus l'idée sans doute saugrenue de devenir accordéoniste. Pendant une dizaine d'années j'ai peint obsessionnellement celle en qui je trouvais mon double, Pénélope. Femme de l'abandon - Ulysse vaquait à ses affaires - aux prétendants agressifs, elle évoquait les peurs de ces nuits décousues où le sommeil ne venait qu'au matin. Elle prit la toile, moi le clavier, et l'œuvre surgit.

Je suis devenue une femme asociale, tantôt euphorique, tantôt déprimée, sous dépendance. Prise au piège.
Parkinson ne souffre aucune variation. Aime décider et la répétition à l'identique. La moindre contrariété paralyse le corps l'empêchant d'agir à sa guise. Il est devenu inadapté à tout bouleversement de ses habitudes. Il vit à ces moments-là les prémisses d'un vieillissement prématuré. La panique s'empare de moi lorsque le rythme accélère brutalement. Je suis devenue sensible aux bruits de la rue, aux voix inquiétantes. Sensible au point de vivre ces sonorités comme des

agressions. Certains rythmes, heureusement me permettent au contraire de me retrouver dans un rapport à moi réconcilié. J'ai très vite découvert le pouvoir de la musique et de la danse. Je ne me mets au diapason que de ce qui convient à mon corps. C'est lui qui décide en fait. Quand la symbiose opère, je me sens habitée par une étonnante accalmie. Danser le rock par exemple, donne soudain le sentiment d'avoir vaincu l'obstacle. Les pas accélèrent, vous tournez sur vous-mêmes avec une légèreté que vous croyiez avoir perdu. Plaisir du corps à retrouver une élasticité organique libérée de la grimace du mécanisme. Mes jambes se libèrent du carcan et se détachent du sol. Elles entraînent le torse puis les bras dans une valse à trois temps, oubliant la souffrance du quotidien et donnant le sentiment de l'envolée. Une heure auparavant je ne pouvais rester assise. Me voici maintenant en train de danser, oubliant mon essoufflement que provoquait tout à l'heure la raideur de ma cage thoracique. Puis c'est soudain le retour à la normale. La raideur reprend le dessus. Le pas se fait lourd, les mains s'ankylosent, le pied se décolle à peine du sol. Vous essayez de penser à autre chose, de rire parfois de vous. Je finis par m'asseoir et penser à autre chose. Souvent,, je ne pense à rien.

J'ai le plus grand mal à faire face à l'imprévu. Je marche dans la rue. Soudain je me trouve face à un piéton. Impossible de le contourner comme chacun le fait spontanément sans se poser de questions. Pour éviter la collision ou la chute, la réflexion doit s'associer à la volonté. Contourner l'obstacle devient un calcul stratégique. Se coucher lorsque le traitement est au ralenti la nuit, modifie le poids de la couette. Vous ne parvenez plus à la soulever, pire vous en êtes la proie, avec cet étrange sentiment d'y être enserré. Je dors allongée sur le dos, semblable à une gisante. Le chat en profite pour s'étendre sur mes jambes inertes. Est-ce de l'amour ou du jeu, je n'ose lui attribuer le qualificatif de pervers. La nature de la faiblesse est de faire de moi une proie facile. Combien de fois me suis-je faite abusée pour ma naïveté entretenue par la maladie !

Écrire relève de l'exploit. Ma main ne produit parfois qu'une sorte d'électrocardiogramme, illisible, une ligne horizontale sans relief. Le clavier lui a heureusement permis de continuer à écrire. La gymnastique des doigts sur les touches a, je pense, entretenu une dextérité survivante. Le désir d'écrire coûte que coûte a maintenu cette capacité en éveil. Mon dos est douloureux. Vivre quotidiennement dans la crispation est une torture pour lui. Souvent je pense dans la douleur au dicton qui dit « en avoir plein le dos ».

Alors ce soir devant l'ordinateur je pense à ceux et celles qui n'ont pas la force, la chance, ou ce que l'on voudra, et se referment sur eux, désespérés. Certains, vaincus par la honte ne sortent plus. La tristesse, fuyez-là ! Elle paralyse l'action, elle entretient la déprime, elle vous livre pieds et poings liés à Parkinson… pour toujours. L'antidote à Parkinson ? Le rire. Je me demande si les amateurs de la tragédie grecque antique trouvaient un réel remède à leur douleur devant la souffrance des acteurs masqués. Les représentations appartiennent au spectaculaire : de la démocratie au théâtre, en passant par la perspective, tout renvoie à la vision, cet observatoire des comportements. Avec Parkinson qu'un ami nommait sans doute pour le plaisir de la rime, Parking, dans ces moments où je me figeais, la douleur de sentir sa volonté se battre vainement n'a d'autre baume que la joie de sentir soudain la détente du corps, réussite qui pousse à rejouer la partie sans répit. Ces moments où je retrouve le léger, me rappellent à ce superflu si nécessaire au sérieux de la vie.

Quand j'ai appris les raisons du blocage de certains de mes membres, que j'ai pu nommer la maladie, j'ai pleuré le scandale, l'injustice. J'ai aussi commis l'erreur de lire la notice de la maladie de Parkinson sur le web. Cela me valut la visite des pompiers, mon compagnon d'alors me répétant sans cesse qu'il y avait des histoires plus sérieuses. Allende lui semblait digne de plus d'égards que ma maladie. Elle avait contre elle, c'est vrai, d'être moins médiatique. Il plaçait plus haut ses idéaux que mes plaintes. En plus je n'étais pas pauvre, mangeais à ma faim, alors pourquoi me plaindre ? Je n'allais pas en mourir… Les pompiers me trouvèrent en larmes. Gênée de les voir si nombreux, je me demandais ce qu'on leur avait dit. Finalement celui qui semblait être le chef, s'approcha et me questionna. Je lui racontais le temps passé sur le net, les différents paliers d'une maladie qui me destinait à la chaise roulante. A ses débuts, la cohabitation avec Parkinson est plutôt pacifique. Puis un premier moment est franchi lorsque les mouvements deviennent de plus en plus désordonnés. Vous partez dans tous les sens, et à ces moments-là, vous rêvez de pouvoir rentrer sous terre. C'est là, devant le pompier qui écoutait attentivement que j'ai compris que j'étais seule. Personne n'était en mesure de comprendre, à part un homme du feu, exercé aux situations les plus incongrues. Il réussit à me rendre le sourire. J'appris avec le temps à relativiser. Si insidieusement la maladie s'est installée, j'ai appris qu'en médecine, il faut se méfier des mots du langage commun. Le mot « incurable » en fait partie. A cette époque, je ne savais pas que l'on pouvait contenir les effets de la maladie. Pour cela il y avait les prouesses d'une petite pompe attachée par un fil à une piqûre en sous-cutanée.qui distribuait la dopamine au corps. Cela retardait l'inéluctable. Contrôler Parkinson était possible. Il suffisait de prendre le temps. Et surtout de croire en soi.

D'abord votre main droite se replie sur la poitrine, façon Bonaparte. Vous avez beau le baisser, le bras remonte. C'était gênant, source de questionnements, de recommandations, vous n'y pouvez rien faire. Vos ailes ne peuvent plus se déployer. Un oiseau blessé trahissant ainsi la trace des coups assénés par une existence subie plutôt que choisie. Les humiliations quotidiennes que vous subissiez enfant, se réactivent. Vous croisez des regards complices, accusateurs, amusés, moqueurs... large panel de cette tolérance humaine qui se réclame de la raison.

J'ai tenté d'expliquer mon comportement. Peine perdue. La raison est trop bornée pour s'ouvrir à un monde qu'elle ignore. J'en ai rencontré de ces bonimenteurs au service de raisons plus ou moins obscures, qui prétendent tout connaître et savent souvent mieux que vous ce que vous ressentez.

J'ai appris malgré moi à faire le tri, à ne pas me laisser porter par une confiance sans faille en l'humanité. La raison des Lumières ce sera pour une autre fois.

Si je n'avais été faire une thalassothérapie à Roscoff dans le Finistère, je n'aurais peut-être pas réagi à l'étrange comportement de mon corps. C'est en me massant que la kinésithérapeute souligna l'anomalie de mon bras droit. Il se recroquevillait. Elle me conseilla de rencontrer un spécialiste. Ce que je fis bien plus tard lorsque je constatais que la jambe droite avait les mêmes symptômes que le bras. C'est en revenant de Rouen quelques mois plus tard que je fis l'expérience du blocage de mon pied sur la pédale d'accélérateur. La situation devenait dangereuse. Il me fallait trouver un neurologue. J'y allais à reculons mais je sentais que je n'avais pas le choix. Il me fit passer des radios. Puis un scanner. Un IRM. On ne pouvait établir le diagnostic que par élimination des impossibilités. Je devais me rendre à l'évidence, une fois les examens passés : j'avais vraiment Parkinson. D'un seul coup le monde s'effondrait. De cette maladie je ne connaissais rien. Sauf qu'elle s'alimentait au trouble des sentiments, source de son aggravation. Je réalisais aussi qu'à plus ou moins long terme, il me faudrait oublier ma voiture. Symbole de l'évasion, elle me permettait de m'échapper, de voir d'autres paysages. Bientôt, le train remplacerait la voiture, puis je devrais renoncer aux voyages.

Je me rappelle encore de ce fameux discours du médecin sûr de son fait qui vous annonce que l'improbable est devenu réalité. J'étais inquiète la première fois que je me rendis au cabinet de ce neurologue, spécialiste de la maladie de Parkinson. Il m'accueillit avec toute la sérénité qui lui était possible, arborrant un sourire qu'il voulait sans doute réconfortant. Du ton ferme de celui qui sait, il me demanda de « faire les marionnettes » avec les mains. Puis d'écrire. Le choix du texte était sans intérêt : *"je suis en visite chez le médecin"*. De toute façon il fallait faire avec. Il me demanda encore de calculer à l'envers, de marcher droit, de m'asseoir. Je me prêtais à ce que je m'efforçais de prendre pour un jeu. Son sourire confirmait la volonté d'afficher une pensée sereine. Contraste notable avec son costume sombre. Puis ce fut le juste retour au ton professoral. Au sérieux de la situation. Il ne s'agissait plus de rire. L'heure était grave comme on dit. Il prit le ton qui s'imposait. Il avait déjà vu les clichés permettant de fonder ses paroles. Le couperet tomba et trancha. Je compris soudain que la connaissance scientifique ne sert que la vérité. Elle ne se soucie pas de ses conséquences sur l'existence humaine. J'absorbe la nouvelle et ne montre rien de ma réaction à l'homme des sciences, étant pour le moins abasourdie. Armé de son stylo de marque, il procède à la rédaction d'une ordonnance, en me mettant vaguement en garde contre les effets secondaires des médicaments. Il explique. Parkinson c'est une dégénérescence du système nerveux. Le mouvement est irréversible. Le traitement cherche par son apport en dopamine à rectifier la perte de la fluidité du mouvement. Mais rectifier n'est pas guérir. Du bricolage. La maladie est incurable et progresse par paliers. Le médecin est ici face à ses propres limites. Après avoir vécu les diverses addictions que provoqueront les médicaments, c'est en changeant de médecin que je comprendrai ce qui faisait défaut au premier. Non pas des compétences médicales car il possédait un savoir certain. De la même façon que l'artiste génial est celui qui ne s'en tient pas à des applications mécaniques et aveugles de son savoir, le "génie" du médecin est de détourner l'attention vigilante du patient afin de mettre à jour ses comportements inquiétants. La raison, par définition calculatrice (ratio) se met au service des addictions afin de satisfaire leur intérêt. C'est là tout son paradoxe. Celui qui deviendra mon médecin après la traversée aveugle de conduites déviantes, a très vite compris le poids de l'humour pour rendre au patient la juste distanciation vis-à-vis de soi. Quand je suis dans la salle d'attente, sa venue me fait oublier ce temps de la maladie, ma défaite.

L'addiction ne se voit pas tout de suite. Vous éprouvez un sentiment d'extrême liberté et jouez avec les interdits. Vous ne dormez plus. Vous justifiez votre comportement avec toute une armada de raisons, l'esprit aiguisé par l'excès de dopamine. L'addiction je l'ai vécue sans frein durant cinq ans.

Une fois dehors, éloignée du cabinet médical, je m'effondre. Le plus difficile c'est de trouver du réconfort qui ne se réduise pas à de l'apitoiement. Un sentiment qui raffermit, donne l'envie de se battre. Je ne savais pas encore que cette maladie était une invitation à se dépasser tous les jours. Accepter de me voir telle que mon imagination se le représentait avait quelque chose de déstabilisant. On a envie de se laisser porter par la vague. Se noyer. Je voyais le terme de la dégénérescence : la

dépendance et la chaise roulante. Je croisais parfois d'autres parkinsoniens. Ils

avaient le regard perdu et hagard.

Je fermais les yeux.

ME RELEVER

Tout à mon chagrin, je ne vois pas cet enfant qui me regarde. Puis, soudain, je sens la force de sa présence. Il a en lui une puissance de vivre qu'il me communique. Elle me rassérène. Ton émerveillement, petit-homme, devant le monde est ta façon de l'habiter. Alice au Pays des Merveille traverse le miroir en te tenant la main. Parkinson porte le masque blanc figé du clown triste. Toi tu aimes les grimaces, la bouche qui se tord, le plissement des yeux, le dos voûté d'un corps arrêté dans son mouvement. La répétition des mêmes gestes te fait éclater de rire. Parkinson tire sa révérence devant ta candeur.

On croit naïvement que l'enfant reçoit la filiation. Dans l'ordre biologique c'est ce qui se passe. Pas dans celui du symbolique. Il vous reconnaît comme un des siens ou pas. Cet enfant un jour me tendit un objet. Je le pris et lui donnai à nouveau. Donation d'un monde en partage à construire. L'enfant accepte ou refuse l'héritage. Il m'a accueillie sans question. Juste en s'accordant à mon histoire, lui donnant suite. Une suite de nombres complémentaires, voilà ce que nous sommes. Une combinatoire algébrique dont il avait l'intuition quand moi j'avançais en reculant, perdue dans les calculs aveugles d'une raison à la dérive.

La famille admire et encourage les prouesses de l'enfant tout à son jeu d'équilibriste. Moi, au contraire, la perte de l'équilibre me rend ridicule. Je tombe et m'égratigne les genoux. Le médecin tente de contrôler, allant à contre-courant des inclinaisons aveugles et déréglées de cette mécanique indifférente aux conventions sociales et morales. Le corps devenu machine se désincarne grimaçant la vie.

Comme peuvent être désincarnés certains discours de soutien imitant jusqu'à la grimace le fantôme de la vie.

Le traitement est rude. Toucher le cerveau c'est prendre le risque d'un autre dérèglement. Donner de la dopamine au cerveau suppose une précision qui s'obtient à force de tâtonnements, et donc d'erreurs. Nous ne sommes pas des machines, encore moins de froides équations mathématiques. Ces dernières peuvent égayer le scientifique par le plaisir de leur résolution, un peu moins celui qui les subit quand le traitement dépasse la dose acceptable. Alors surgit en effet l'addiction et la désinhibition. Parfois des hallucinations. J'ai connu ces déviances. Quand j'ai compris que mon comportement heurtait la morale commune, j'ai arrêté brutalement le traitement. En quelques jours je me suis retrouvée paralysée et en situation de manque, semblable à une droguée. Je dormais plus qu'il ne fallait, privée de force. Un soubresaut, un semblant d'énergie m'ont donné la force de changer de médecin.

Un bon médecin doit savoir bricoler. Il faut savoir admettre les limites du savoir. On ne guérit pas un parkinsonien. On lui permet juste de vivre parmi les autres. J'ai mis du temps à faire le deuil de ma vie d'avant. Cela a été rendu possible par une série de rencontres et de circonstances. Un médecin, une équipe de soignants et un infirmier. Ils m'ont rendu le désir, cette puissance de réalisation de soi. J'ai réinvesti la vie sociale, j'ai produit de nouveaux projets, j'ai cru en moi. En retour, j'ai découvert souvent la bassesse, les mensonges.

Je ne peux m'empêcher de penser à ces westerns où le médecin, la plupart du temps alcoolique et humaniste, l'un n'allant pas sans l'autre, est d'abord un homme

à la parole réconfortante. A défaut de guérison, il propose des remèdes pour soulager la douleur. Il n'est pas dupe de la puissance de la médecine. Lorsque mon médecin me proposa d'installer une pompe distribuant par voie sous-cutanée la dopamine dans mon organisme, une nouvelle porte s'ouvrait. Non pas celle de la guérison, mais une possibilité de retarder l'échéance. L'installation et le suivi supposaient la participation quotidienne d'un infirmier. C'est ainsi que je rencontrai un infirmier à l'implication remarquable. Fidèle à son poste, attaché d'abord à son malade, il se donne sans contrepartie. Il tend l'oreille aux plaintes répétées. Que de fois lui ai-je parlé dans ces moments où il changeait la pompe, concentré sur son travail, mais ne négligeant pas les réponses à mes questions.Il lui arrive souvent de se lancer avec moi dans un débat, situant la maladie à sa juste place, loin du centre de la vie. Fouad, je vous remercie de m'avoir affranchie de mes peurs, d'avoir de l'humour et surtout d'avoir donné du poids à ma vie. En le regardant s'affairer les yeux fatigués, je pense à l'égoïsme du malade, ainsi qu'à toutes nos illusions relatives à la puissance de la médecine. Parkinson est la maladie de la raison atteinte dans son orgueil. La raison souhaite maîtriser, encadrer, cerner... mais elle finit par être cernée à son tour. Reste alors l'homme du soin au service de l'humain. C'est vous cet homme, Fouad !

Comment expliquer pourquoi j'ai contracté Parkinson ? Est ce seulement possible ? Le récit organise ce qui est dispersé. Je regroupe mes souvenirs tant bien que mal.

Petite fille obéissante, on ne me disait jamais de ne pas rester devant la télévision. C'était inutile. J'étais une enfant sage. Du moins on me forçait à l'être. Je regardais partout à la fois lorsque j'approchais le poste aux pouvoirs secrets et puissants. Je croyais aux pouvoirs maléfiques de la poudre de riz sur l'écran qui renvoyait une image en noir et blanc. Ne me demandez pas d'expliquer tant de naïveté, candeur ou stupidité. J'en suis incapable. Peut-être était-ce la fantasmagorie d'un rectangle blanc érigé comme repère moral, flouté par des souvenirs embués, un de ces symboles qui signifiait aux parents sages, eux aussi, d'éteindre le tube cathodique si une fillette comme moi traînait dans les parages et qu'il valait mieux pour la bienséance que l'écran soit noir. J'en garde un souvenir étrange. Appel de l'image aimantée d'une force attractive tout aussitôt transmuée en répulsion. L'image du marchand de sable dissimulant sous sa cape une poudre de perlimpinpin éblouit encore mon regard. Je tenais l'image à distance la soupçonnant de quelque terrible pouvoir.

Mon père parlait durement, parfois crûment. Il lui suffisait d'élever la voix pour me tétaniser. Ma mère était une fausse alliée. Elle le soutenait tout en prétendant le contraire. J'étais « repliée sur moi », comme elle disait. Ils m'avaient imposé le rituel d'embrasser mon père après chaque rasage. Je détestais cela. Je n'avais pas d'amis. Nous vivions en vase clos. J'évitais de croiser mon père tellement j'en avais peur. Je lisais la collection rose puis verte, réfugiée dans mon silence.

Mon enfance – ce qu'il en reste en mes souvenirs, c'est-à-dire pas grand-chose – est une construction de ce langage. Mieux, elle est langage. Il ne m'est jamais venu à l'esprit qu'il y avait en lui une possible trahison. J'y voyais même une victoire sur la nuit, peut-être parce que la nuit me paraissait propice à la tromperie. Fausse conviction. Les mots font exister l'improbable. Qui a vu de près ces licornes qu'on admire sur les tapisseries de Cluny ? Sans ces combinatoires de syllabes, de sons, ces abstractions alphabétiques, le monde serait-il habitable ? Les mots ont cette force de donner forme à ce qui n'est que matière agitée délivrée de la fiction d'un sens ultime à atteindre. La matière est ce bouillonnement qui produit des éclaboussures de sens. Les mots livrent ces fractures et déchirures de significations.

Je donne naissance à des souvenirs par des mots. Les mots viendront à mon secours pour forcer Parkinson à rendre des comptes.

Je me revois enfant. Un autre souvenir se fait pressant. Ma grand-mère. Elle est pauvre, les doigts usés par les travaux. Toujours bien habillés, dissociant le dimanche des autres jours, nous cherchions à échapper à cette image galvaudée de la misère. Chargé de remonter le charbon de la cave et de m'emmener prendre l'air – je me demande encore aujourd'hui pourquoi je m'entête à employer cette expression – attaché au seuil de sa porte, mon grand-père regardait passer les voitures quand d'autres regardent passer les bateaux. À table, il ouvrait d'un coup sec un couteau aiguisé dont il était l'unique propriétaire. J'étais un peu écœurée de le voir verser du vin dans sa soupe. Il ne parlait pas. Entre lui et ma grand-mère, il y avait l'espace d'un vide attaché à un mystère. Un de ses gestes dont il avait le secret suffisait à ma grand-mère pour qu'elle lui tendît le sel ou le poivre. Univers viril, du moins en apparence. Je finis par découvrir, avec le temps, le poids silencieux des femmes. J'habitais avec mes parents à côté de mes grands-parents dans un appartement exigu. Une cour attenante servait de débarras. Un escalier sombre menait à un étage où j'imaginais un autre monde. La cave abritait le charbon. Le charbonnier me faisait peur les jours où il arrivait pour livrer. Le créancier de ma grand-mère aussi. Petit et gros dans un costume froissé, le visage moite, il lui proposait de nouveaux crédits qu'elle n'osait pas refuser. La télévision avait un écran recouvert de poussières. Le grand-père ne voulait pas le nettoyer de peur de perdre l'image. Il y avait des 78 tours. Quand j'étais malade, et c'était fréquent, dans cet appartement humide, la grand-mère fabriquait des cataplasmes à la moutarde dans lesquels elle m'enroulait. L'odeur imprégnait toute la pièce qui se mettait à transpirer. Le papier peint style médaillon laissait perler de fines gouttelettes.

Nous étions à la frontière de la capitale. A cette époque on ne parlait pas de banlieusards. Aubervilliers était à la marge, au Nord-est du département de la Seine. Je me sentais à la frontière de la famille aussi.

Banlieusard, un de ces mots que j'exècre. Mot gluant qui fige le récit. Toute sa puissance consiste à amoindrir le réel, à ne jamais l'habiter dans ses moindres espaces et recoins. Il fuit le mystère porté par chaque individu pour se retirer à l'abri de ses certitudes, malingre et arborant le rictus de la défaite de la pensée. Aubervilliers, ma ville natale, tu es cette femme qu'on désire, lasse des faux-semblants. Après avoir été malmené et finalement haï, le langage de la ville s'effiloche. Je lui préfère l'image du chien border line de mon grand-père, aboyant sur le moindre passant, le souvenir de mon tablier de classe acheté par ma grand-mère. La volière dans la cour. Ma mère lavant le linge dans une grande bassine. Ces dimanches où mes grands-parents préparaient des tagliatelles façon Italie. L'appareil numérique n'existait pas encore. On en était à l'argentique. Le révélateur photo sentait la préparation chimique. Le négatif perdu c'en était fait de la photo. Ma mère avait une boîte pleine de ces vestiges d'un temps révolu. De la matière pour l'historien . Le récit de ta mémoire réveille la présence de mon passé. Aubervilliers est mon refuge. Mes souvenirs y logent. Mon texte prend sa source au mitan de ses rues.

Écrire c'est aussi cela. S'absenter des lieux communs à tous pour construire la présence d'un nouveau possible.

COMMENCER

Quand je l'ai vu pour la première fois, il m'a souri. Ce petit garçon était l'héritier d'une histoire qu'il n'avait pas choisie. Héritier de cette mémoire, il la sauvait de l'oubli. Son regard grisé me touchait de sa force toute en promesses. Ses mains attrapaient les jours prochains, les miens. En le regardant j'ai senti un ordre émaner de sa fluidité, de ce mouvement d'un corps que l'éducation et les plis du corps constituent. D'abord je me suis sentie encore plus faible, m'imaginant retrouver les limbes au moment où mon corps refoulera les efforts de la volonté. Puis je suis restée assise dans l'attente de ce quelque chose qui donne envie de continuer la route et ses zigzags, ses points de vue et ses ravins.

Un jour je ne marcherai plus. Ce jour approche. Je n'ai pas envie de l'accueillir. Ce premier jour tu t'en rappelles ?

Tu m'as accueillie et je me suis sentie alors si légère que j'ai été guérie. Un jour que les lointains confins nous séparaient, je vins à toi. Tu fus étonné mais ne pleuras pas. Je t'ai promené en poussette.

Que ce fut dur ! J'avais honte devant ta mère. J'étais voûtée, fatiguée et surtout incapable de diriger la poussette. Un vrai danger public. Je ressemblai à une vieille femme alcoolique.

Toi tu dormais. J'ai peur de ne pas y arriver petit garçon.

Mais tu me fais confiance.

Je cherche une présence. Une présence libératrice et créatrice de ces mots, une présence. Tu m'as accordé la tienne mon petit garçon. Nous nous connaissons à peine. Sans doute ne liras-tu jamais ce livre.

J'apparais ici dans l'éparpillement schizophrène de mes sensations. Un moi

divisé, démultiplié.

Aurai-je le courage d'aller plus loin ?

J'ai une maladie qui m'humilie et m'a rendue humble. Chaque jour un peu plus. Elle touche ma dignité, au point de me donner envie de me camoufler, de ne plus sortir de chez moi. Le confinement, je n'ai pas attendu la COVID pour le vivre. Les "bien-portants" découvrent le quotidien des "invalides", ce mot si chargé avec son préfixe qui marque la privation. De quoi suis-je privée ? De la fluidité du mouvement. S'est substituée au mouvement organique une mécanique grinçante et grimaçante. A chaque moment je suis obligée de réfléchir à mes pas, à ne pas me précipiter. Tout à l'heure je suis tombée sur l'aspirateur. La raideur de mes jambes en est la cause. Les objets du quotidien sont désormais de potentiels ennemis. Comme l'enfant mon monde est habité par des obstacles invisibles aux adultes. Me voici avec un hématome à l'œil. Un coquard qui sans doute déclinera toutes les couleurs de l'arc-en-ciel demain matin au réveil. Raison de plus pour avoir envie de rentrer sous terre, de chercher refuge dans la solitude. De rompre le pacte social. On dit du confinement qu'il est liberticide. Il y a des hommes, il y a des femmes, dont c'est le lot quotidien.

Mon traitement est lourd. A un moment, il a fallu choisir entre ma santé et le plaisir que m'apportait mon travail. Le professeur de philosophie que j'étais fut déclarée inapte au métier de professeur. Le choix je ne l'avais plus. Faire cours en ne contrôlant pas les mouvements du corps, en donnant des coups de pieds à des ennemis invisibles ou en levant les bras pour agiter l'air ambiant, c'était inquiéter les élèves et vous retirer toute autorité. Un jour, dans une librairie ma main s'est ainsi envolée sur la joue d'une fillette placée à la mauvaise hauteur. Sa mère ne comprit pas ses pleurs. Moi, lâchement, je m'éclipsais. Un autre jour, dans le bus, je ne pouvais retenir ma jambe de donner des coups à mon voisin de siège. Ou à perdre ma chaussure. Un passager intrigué ne cessait de la ramasser et de me la tendre. En cours je perdais ma voix aux moments de blocages de mes mouvements. On m'offrit un micro et un ampli. Les collègues devaient supporter ma voix amplifiée qui se répandait à travers les murs et les portes. Même les portes coupe-feu ne résistaient pas. Je voyais, impuissante, la situation se dégrader. Il fallut prendre une décision. Changer de fonction au sein de l'Education Nationale. Renoncer à enseigner à des élèves que j'estimais avoir besoin de moi, comme moi d'eux.

On n'est pas prof par hasard, du moins quand on appartient à ma génération. J'avais déjà la prétention de devenir prof de philo en classe de 5ème. Le mot rencontré par hasard avait dû me fasciner. Mon professeur de l'époque y avait vu quelque orgueil démesuré de ma part. Moi j'y ai vu longtemps le désir d'une revanche sur mes origines. Mes parents vouaient un culte aux livres mais nous n'avions pas les codes. Nous avions donc des livres qui ne correspondaient pas à la culture officielle. Je l'ignorais et en payerais longtemps le prix. La collection Reader's Digest faisait partie de ces références honteuses à une culture du pauvre. Des livres qui offraient du prédigéré. J'en ai fait les frais quand je suis arrivée en classe préparatoire littéraire. Le retard était monumental. Pour couronner le tout, je n'avais pas eu de professeur de philosophie en classe terminale. Il s'était juste présenté à nous au premier cours, Spinoza et Freud sous le bras. J'ai encore quelque part dans ma bibliothèque, les livres qu'il nous avait demandé de lire : le *Traité Théologico Politique* et *Introduction*

à *la Psychanalyse.* Toute l'année scolaire je les contemplais dans une sorte de dévotion proche de l'adoration, d'autant plus que je n'y comprenais rien. De quoi renforcer mon admiration pour une discipline qui me donnait le sentiment de détenir la clef de certains mystères. C'est mon professeur de mathématiques - je préparai un bac C comme on disait alors – qui proposa de nous faire cours en attendant la relève. Les mathématiques m'étaient déjà obscures. La philosophie se présenta à mes débuts comme une profonde nuit sans étoiles pour me guider. Il nous parlait logique, théorème. Avec le recul de ma formation, j'ai fini par comprendre qu'il délimitait ainsi le champ philosophique sans procéder à une véritable analyse de ses propres présupposés. Son discours ne décollait pas des mathématiques, faisant fi d'autres approches qui interrogeaient cette toute puissance des sciences. En hypokhâgne j'étais lâchée en pleine mer sans bouée pour me soutenir. Les noms des philosophes flottaient comme autant d'îlots entourés de récifs. Je n'avais pas les clefs pour pénétrer cette culture réservée à l'élite. Ma remise à flot fut longue. Pour me consoler j'amenais discrètement en cours mon chat qui terminait sa nuit dans la case sous ma table. Le chauffeur de bus m'avait repérée et prenait un malin plaisir à me refouler au moment où je montais dans le bus. Quant à mon professeur de philosophie, il avait fini par m'offrir une carte où il avait recopié une phrase de Leibniz à propos des chats qui dissimulent un tigre. Bien sûr je ne réussis pas le concours d'entrée à Normale Sup. Je n'étais même pas alignée sur la ligne de départ.

Quand je deviendrai professeur de philosophie, je n'oublierai pas la leçon. Ma mission était claire. Donner aux élèves ce désir de vaincre les déterminismes sociaux et psychologiques. Cela signifiait orienter mon propre désir vers leur désir. Les amener à comprendre que l'érudition est seconde et qu'importe avant tout le plaisir de la réflexion. J'avais en moi ce devoir impératif de transmission. Je ne cessais de nommer mon enseignement les chemins de traverses ou l'art du détour. Il fallait une grande énergie pour rebondir et surprendre des élèves. Quand j'ai dû renoncer à ce que je plaçais au cœur de mon rôle social de professeur, j'ai mis plusieurs années à accepter. Je pleurai à chaque rentrée des classes, je suivais de près les épreuves du baccalauréat, seule devant mon ordinateur. Autour de moi c'était le silence. Je découvrais aussi que nul n'est irremplaçable.

Cela fait des années maintenant que je lutte avec cette maladie qui a pour nom Parkinson. J'avais 45 ans quand elle a été identifiée. Il m'a fallu trouver la force de me réinventer et donner du sens à ma vie. C'est en me plongeant dans les quelques photos qu'il me reste et mes maigres souvenirs, que j'ai fini par en esquisser les causes.

Le réveil est douloureux. Impossible de détendre les muscles ankylosés. La nuit est une réelle aventure. Comment vais-je me trouver après cette nuit ? Parfois je dors immobilisée avec la peur de devoir me lever et de ne pas pouvoir sortir du lit. Cacher ma faillite, mon désarroi. Au mieux, ne jamais montrer sa joie. Toute émotion perturbe

J'ai pris l'habitude de me taire. A quoi bon expliquer, justifier ? Les habitudes ne changent pas. Je suis dans la rue. J'éprouve un malaise, un indicible, une peur qui suspend mon projet qui se met en attente. Je voulais sortir, me sentir légère. Voltiger dans les bras d'un funambule. Mon pied traîne à l'arrière. Je ne danse que la lourdeur du pied qui s'embourbe.

Mes mains ont parfois du mal à suivre le paysage de son regard. Elles se figent, incapables de la moindre saisie de ce monde qui devient hostile.

Ce soir j'ai froid. Je m'allonge sur les souvenirs d'une mémoire défaillante par tant de défaites.

Des histoires d'amour et de tendresse, mon corps les désire, moi je préfère me taire.

Aime-t-on la dissidence dyslexique des nuits ? Aime-t-on un corps qui s'éteint ?

Telles sont les questions d'un corps qui se noie dans la tristesse d'un jour sans

lendemain. Je vois parfois la nuit s'ouvrir et ne plus se refermer. Jusqu'à présent,

elle laisse une place au jour d'après.

Jusqu'à quand ?

Alors je les regarde, les gens comme on dit, et je les sens vivre en moi.

Et je trouve le courage de dire "encore".

A quoi ?

Peut-être à mes mots.

Peut-être à cette vie qui est la mienne que tu m'offres pour un second essai.

ME RÉINVENTER

Il fallut réinventer ma vie. Introduire du sens là où sévissait la tentation du non-sens. Même si le sens est illusoire, je ne pouvais vivre sans cette croyance. Je devins une femme de l'écrit, cherchant la trace, la marque du passage. Je sauvais, après avoir subi les troubles de l'addiction ce qui pouvait encore me porter.

Comment dire l'insupportable ? Comment expliquer la perte de soi, l'aliénation ? Je n'ai plus eu la force c'est vrai., pendant un moment, de faire face, de me soutenir. J'ai préféré me laisser glisser. Je ne cherche pas à justifier un comportement. Je veux surtout que la morale renonce à occuper sa place de censeur. Oui j'ai fait ce que tout humain possédé par un médicament dangereux était dans l'obligation de faire : se perdre. Je ne me défendrais pas.

J'ai connu l'abandon, les nuits blanches, les rencontres improbables. J'ai connu les plaisirs de compensation. Je fuyais la vie. Je courais d'un rendez-vous à un suivant dans le vertige de la précipitation, à la recherche de l'oubli. Dans une spirale absorbante. Je voyais, impossible, la mort au bout. J'abandonnais le navire. Je flottais au-dessus du monde. Je devins une proie pour des chasseurs en goguette. Je me pensais libre. J'étais habitée par les effets secondaires. Que dire d'une période où le dégoût noircit mes souvenirs ? Durant cette période je me mis à peindre. Mon thème était les falaises de la Basse-Normandie. C'était une obsession. Je voulais montrer les falaises s'éroder comme la matière. J'utilisais tous les matériaux qui me tombaient sous la main. L'acrylique, le plastique, la colle, le vernis, l'encre, tout me semblait bon pour peindre ces falaises giflées par l'écume . Elles étaient à l'image de mon corps, l'incarnaient dans son impassibilité silencieuse obéissance aux lois de la recomposition dirigée par ma main. Celle-ci ordonnait la matière et introduisait des formes là où l'oeil inventait sa vision au coeur de la tâche jetée sur la feuille. Peu à peu les corps émergèrent de ce combat avec ces falaises. Je prenais la main. Ces corps nés de l'informe rejoignaient le difforme de mes représentations et de cette vie choisie par la nécessité. L'espace de la toile devenait l'empreinte d'un combat difficile et douloureux, perdu d'avance. Du moins le croyais-je. Ces corps, mon corps semblaient livrés à l'imprévisible des jours à venir. Je regardais ces naissances avec inquiétude. Les corps étaient tourmentés, difformes. Mes cauchemars prenaient forme. Je les exposais. Jusqu'au jour où l'écrit prit la suite.

C'était un jour, pas n'importe lequel, pas ces jours-ci, pas le jour suivant non plus. Un jour qu'on marque parfois d'une pierre blanche, un jour qu'on n'oublie pas ou que l'on préférerait oublier très vite. Le jour de l'approche, de l'approximation, le jour du proche et du lointain. Le jour où Parkinson s'annonce. Une sainte annonciation, sans archange. Sans guérisseur.

Entre les deux il y a eu la nuit. Puis la tempête s'est déchaînée. L'ordre des habitudes est renversé. Un nouvel ordre surgit qu'on ne comprend pas tout de suite. On se contente d'abord de dresser un inventaire des dégâts. Plusieurs jours après on s'aperçoit qu'il manque certaines choses. On les croit disparues. On cherche encore. Puis, peu à peu, la marée découvre sur la rive quelques traces jusqu'alors enfouies dans les profondeurs.

Ce soir j'écris et j'ai mal. Ma main résiste. Elle se recroqueville. Un bec qui vous donne un drôle d'air. Bec de canard ou bec de gaz. J'essaie de ne pas y penser. Mais tout m'y ramène. Comment écrire quand vous êtes privée de vos mains, invalides, réduites à des moignons ? Assise devant l'ordinateur je lutte contre l'ankylose de mes jambes. Alors, tout en frappant tant bien que mal les touches du clavier, j'écris tantôt debout, tantôt assise.

Je devine le monde extérieur plutôt que je ne le vis, devenue craintive. Il y a des moments où j'aimerai disparaître, d'autres moments où l'accalmie redonne envie de se battre. Mon destin est fixé au rivage de l'attente à prendre le risque de vivre avec l'inconnu, dans un corps à corps tendu avec le texte. En écrivant ma main danse et prend la pose dans une mécanique de la torsion. Main qui écrit, main qui peint, main caressante. Cette main j'ai peur de ne pas la retenir, de la perdre et de m'installer dans l'ineffable de la solitude qui souffre en silence. J'ai oublié ce temps où pour me détendre de la vie citadine je m'affairai au jardin. Ce temps où je préparai des cours pour des élèves que j'aimai, attachée à leur désir comme condition de l'effectivité de leur travail. Ce temps de la banalité où tout était plus léger qu'il n'y paraît dans ces moments-là. Aujourd'hui, sortir de chez moi est tributaire de l'état de mes jambes, la crainte de rester figée à un carrefour, au milieu des voitures, à tenter de convaincre ma volonté de prendre la décision que la mécanique de mon corps a cessé de prendre.

Je n'ai qu'à m'estimer heureuse. Il y a pire me dit-on. Tu n'as pas un cancer. Alors tais-toi. Je pourrais me taire, oui. Mais voilà je suis habitée par un cri. Celui d'un jour où tout bascula dans ce que certains nomment le destin. Je souffre dans la retenue de ces larmes qui aujourd'hui sont taries de ne pas être essuyées. Mais pourquoi pleurer ? J'en ressors fatiguée, fragilisée. Je suis angoissée quand je m'imagine la suite à venir. Mais la force de l'imagination n'est-elle pas de puiser au plus profond des craintes collectives ? Je m'imagine dans une chaise roulante. Mais qui sait ? Si le futur est à venir, il porte en lui la puissance de l'inconnu. L'imagination est productrice d'images. Je peux me projeter dans l'image d'une grabataire tout comme je peux voir une découverte scientifique foudroyante bouleverser l'état actuel de la recherche.

Une chose est sûre : il faut s'en remettre d'abord à soi pour ne pas subir cette maladie.

L'ondée caresse les fleurs distillant le souvenir du parfum singulier de leur présence matinale. Je regarde de l'autre côté de ma fenêtre, pensant qu'il m'est souvent difficile de sortir. Il fait encore nuit et je ne dors pas. Comme souvent. Il y a du mieux pourtant. Je me suis débarrassée de ma canne qui notifiait si bien ma différence et autorisait la chute. Maintenant j'ai une pompe qui diffuse la dopamine à l'aide d'une piqûre en sous-cutanée. Cathéter ou caténaire... je ne cessai de confondre les termes. Ils n'avaient rien à voir l'un avec l'autre. J'ai le sentiment parfois que tout s'arrange, je crois alors au miracle. Je ne produis pas assez de dopamine, c'est là mon moindre défaut. Quand j'en ai trop peu je me paralyse. Etat de manque que je suis seule à sentir, à réfléchir aussi. Une profonde détresse m'envahit alors. Je redoute les regards bavards des gens pour qui tout va bien.

Habiter le présent de la maladie est plus raisonnable, même si le monde se rétracte de plus en plus. La folie de l'enfermement parkinsonien tient dans un quotidien devenu inquiétant, où le détail occupe la place centrale. Je me perds de vue . Avant je voyais loin, dans un dépassement de mon microcosme. Maintenant tout se resserre autour de moi. Etau qui me broie et m'étouffe. On ne cesse de me répéter qu'il faut respirer, se détendre. J'aspire de grandes bouffées. Elles se heurtent et rebondissent dans ma cage thoracique. J'aspire et j'expire. J'attends le moment où tout se relâche. Où je redeviens maîtresse de moi. J'étouffe. Soudain le corps se détend sans crier gare. Moment qui se savoure dans la paix retrouvée. On me vante les mérites de la kinésithérapie. C'est vrai que j'y ai découvert le vélo d'appartement. Sentir son corps dans sa plénitude est si rare que tout ce qui y contribue est porté aux nues. Le vélo est un appel de la liberté. Pédaler c'est sentir l'effort, la résistance, le corps qui s'échauffe...Mais je suis chez moi. Je contemple les mots qui tissent un paysage. Celui de la femme qui fait effort vers ce qui lui reste malgré tout. Je pédale et le vélo demeure sur place. Moi seule avance vers un nouveau monde dont je ne sais rien.

Un souvenir me revient. J'ai quatre ou cinq ans. Mes jambes ne veulent plus rien entendre. Je ne marche plus. Mon père me dispute. Rien n'y fait. Il finit par me porter sur ses épaules Je ne me souviens de rien de précis sauf de l'épisode suivant où on me met entre les mains d'un médecin qui diagnostiquera à une "crise de croissance" et un peu de "cinéma" de ma part. *Vous verrez que cela va se dissiper*, conclut-il en souriant à mes parents. Cela disparut en effet. Je ne cesse de me demander depuis que je suis malade s'il n'y avait pas là quelque chose de prémonitoire. Il y a sans doute un rapport. Reste à le trouver. Ou à accepter le non-sens. En tout cas, je dois trouver une place à ma famille. Je pense à ces fêtes de fin d'année, qu'une fois de plus je viens de passer seule, devenue presque imperméable à la joie intimiste des retrouvailles familiales. Le jour où je suis tombée malade, j'ai compris que mon chemin serait solitaire. Nulle aide à attendre. Il y a quelques jours, j'ai acheté un sapin et l'ai décoré. Pour le plaisir de voir clignoter les lumières. J'ai écouté des chants de Noël en boucle. Je me suis convaincue de la joie de Noël. Même si c'était une mise en scène, un "faute de mieux".

Pour vivre, il va falloir me réinventer, assumer l'héritage familial. Loin de toute dette. C'est peut-être cela faire le deuil. Passer à autre chose.après avoir réglé l'addition. Comme toute note, elle est plus ou moins salée. La mienne le fut.

Le jour où le destin s'anime, je cherche les mots pour dire , me dire sans savoir si j'y arriverais. La pensée court plus vite que ma main. Je poursuis le souvenir, le traque. J'ouvre l'album photo. C'est lui que je consulte lorsque je cherche un souvenir. Les fêtes familiales, les fêtes des prix à l'école, les vacances où nous étions réunis dans l'attente du retour à la vie normale, les quelques paysages que nous croisions, toujours les mêmes, voilà ce que je vois. J'étais photographiée debout ou assise, telle un objet qu'on déplace.

Ma mère ne prenait jamais de photos. Elle se contentait de les classer dans des boîtes. De son passé elle ne possédait que très peu de photographies. Je la découvre lors de son arrivée à Paris. Ou plutôt à Aubervilliers. Elle est dans la rue et marche avec vivacité. Fin des années cinquante.

Elle vient de quitter la Bretagne pour s'engager comme bonne à tout faire. Elle a toujours été soucieuse de mythifier son histoire. Elle arrive chez ses patrons comme elle dit. Prête à tous les sacrifices pour se hisser sur l'échelle sociale. C'est la fin des années cinquante. Elle a fui la Bretagne, la misère, un père alcoolique, une mère dominatrice qui la retira de l'école religieuse sous prétexte qu'elle devait aider à la maison, qu'il ne saurait y avoir aucun traitement de faveur. Que les enfants étaient faits pour aider à la survie de la famille. Son école était sa véritable famille. Quitter un père qui la coursait dehors avec un couteau mais qu'elle déclarait adorer, avoir des difficultés avec sa mère, recouvrir d'une chaussette en laine la plaie béante sur son mollet faite par une chienne en panique qui protégeait ses chiots, voilà esquissés à grands traits les souvenirs qu'elle ne cessait de raconter afin de justifier sa dépression chronique. Un jour elle avait demandé à sa mère le sens du verbe aimer. Le silence lui répondit. J'éprouverai à son égard la même inquiétude. Savait-elle aimer ? Le jour de son incinération, je la verrai une dernière fois sans apprêt. Elle qui était plutôt du genre potelé avait littéralement fondu. Au fond du cercueil j'apercevais le visage de sa mère.

D'autres images se présentent à moi pêle-mêle. C'est mon père qui se raconte. Aubervilliers pour lui c'était une mère qui après le certificat d'études, le faisait travailler pour récupérer son salaire. Il faisait les quatre-cents coups comme il aimait le raconter. Au square, il fumait l'herbe, n'ayant pas les moyens de s'acheter des cigarettes. Un jour il fut pris en flagrant délit par son père. Après lui avoir donné une

« volée » ce dernier lui offrit une cigarette. « Le père », « la mère », c'est ainsi qu'il les désignait.

Sur cette photo, il y a le mélèze au milieu du jardin accroché au ciel. On ne voyait que lui. Il donnait la structure à l'ensemble. Ses branches caressaient le sol. Il était gigantesque. Les jours de tempête, il me tendait les bras. Un étrange bien-être s'emparait de moi à son contact. Je me sentais protégée. Mais un jour j'ai dû partir, quitter ce jardin de l'apaisement. Une rupture . Une de plus. Celle qui laissa la part belle à Parkinson. Une sensation désagréable que les mots taisent occupe désormais mon esprit. D'autres personnes, des inconnus se sont installés dans ce lieu, violant mon intimité. J'ai perdu mes recoins, ces moments où je reconnaissais chaque fleur et m'attardais sur chaque mauvaise herbe arrachée. Je me souviens qu'un ami piquait littéralement une crise de nerf lorsqu'on s'attaquait à ce type de végétal. Tondre la pelouse, c'était marcher et regarder en cheminant sur la ligne de l'herbe coupée. Le lilas mauve exhalait un parfum sucré. Ma mère avait planté des roses odorantes et un camélia. Plaisir sensible des couleurs et des parfums. Mon récit rassemble des constellations d'images. Je cherche mon chemin en m'orientant dans mes sensations. Elles se font sédiments de ma mémoire. Est-ce leur part d'ombre qui a développé cette raideur en mon corps ? Je me souviens de ces moments privilégiés où je vivais en harmonie avec lui.

Je raconte cette histoire non pas pour meubler la galerie des souvenirs. Plutôt pour me rappeler à moi, remettre à l'endroit ma vie. Ce soir je fixe de mon attention les photos jetées sur la table. Je regarde mon enfance dans l'oeil du photographe, ces doubles d'originaux.perdus. Les clichés fixent le temps d'hier dans un présent que je ne cesse de réinventer. Elles montrent une famille unie. Trop unie. Nous étions des faussaires. Sur les images je ne souris pas. Ma réputation familiale était ce visage fermé. Ma mère ne cessait de me dire que "je faisais la tête". Ils ne se sont jamais demandés pourquoi avec eux je ne me risquais jamais au jeu d'une quelconque ouverture. On me disait « renfermée ». Confinée avant l'heure. Plutôt maladroite, j'avais les pires difficultés à communiquer avec les autres enfants. Je me revois enfant m'inventer libre dans les mots du texte. Les phrases me donnaient leur consistance. J'ai grandi avec le verbe.

Petit-garçon Tu es aussi ce prénom, ces lettres associées dans la contraction de ces phrases boutures disposées sur l'étal de ce texte. Tu donnes vie à ces arpents de mots qui parfois ont la tentation de se figer comme mon corps déréglé. Tu es la réparation de mon histoire que je ne cesse de fuir par ces effilochages de ma mémoire. Tu marches sur tes jambes toujours suspendues au désir de danser sur le fil du funambule. D'un point à un autre pour repartir vers un but invisible, tu traces le chemin en te redressant. Tu traces de ton pas ce tressaillement de plaisir, je te vois. Moi je contiens les défaillances pour ne pas choir.

J'ai longtemps lutté contre cette parole qui crie son impuissance mais la cache. Je remplissais les absences de mon corps par cette plaintive complainte débordant de toute part, au risque de la sérénade vindicative d'une vie que je destinais à la tragédie.

Partout j'entends le brouhaha du quotidien et cherche la fuite. Et pourtant c'est cet ordinaire de nos journées que je réveille lorsque je t'observe. Instruis-moi. Toi et moi nous savourons la lenteur. Nous sommes à contre-courant. À contretemps. Nous vivons dans la durée où nous bâtissons des lendemains sans vraiment calculer les avancées et les reculs.

Toi et moi nous restons sourds aux appels de la rentabilité.

Toi et moi nous nous arrêtons pour humer le moment opportun.

MARCHER A TES CÔTES

J'ai tenté de ramener à la présence la vision des photographes. Les moments qu'ils évoquent sont les leurs, pas les miens. Alors je regarde ces moments qui furent les miens et invente.

S'emparer du monde avec les moyens du bord, c'est notre double destin. Nul pis-aller. Je crois petit-garçon que tout convient quand on cherche la position debout.

Nous ne sommes pas là pour regretter. Ni pour espérer. Pour marcher oui. Quitte à tricher un peu. En cherchant des béquilles par exemple. Ou en prenant des chemins de traverse quand le brouillard et les crachins matinaux nous rendent la tâche ingrate. Juste marcher dans l'incertitude de nos gestes. Tu donnes l'exemple. Je te suis.

Au début il y a la complainte. Elle disparaît emportant avec elle ce jour d'avant.

Avant ce premier pas qui remplit tout le champ.

Tu es là petit garçon, devant moi, dans l'instant imprévisible de cette présence Tu te diriges vers le jour d'après, animé du désir de te hisser sur tes deux jambes. Parfois tu y arrives. À d'autres moments tu tombes. Tu récidives en colère contre un monde de géants, où l'homme marche et peut ainsi contempler la ligne de l'horizon. Toi, ton regard fixe le sol. Tu cherches à t'élever mais tu es pris de vertige. Le sol se dérobe. Le chat à l'oeil mi-clos, se désintéresse de tes efforts. Tu le regardes et oublies que tu marches. Tout à ta curiosité, tu t'approches du félin. Soudain tu te vois debout. Tu en babilles de joie et... tu perds l'équilibre. Tu trébuches et tu repars insatiablement.

La position debout, j'ai mis du temps à la conquérir.

J'ai deux ans. Je suis sur le sable, assise. Non, je ne marcherai pas. Le sable me gêne. Ma mère, toujours attentive, trop sans doute, m'achète des sandales. Elle veut que je pose le pied sur le sable sec, ce sable fin et blond de cette Bretagne qu'elle a quittée à 19 ans, pour rejoindre la Capitale. Là elle rencontra mon père. A Aubervilliers. Leur rencontre c'est l'histoire d'une paire de chaussures. Elle était pauvre. Mon père, en plaisantant lui propose des souliers qu'il a trouvés dans une poubelle. Début d'une histoire qui durera plus de soixante ans. Quelques années plus tard, j'ai 9 ans. Je suis en colonie de vacance. Pour l'occasion, je suis habillée tout en blanc, et n'ai qu'une peur : celle de salir mes chaussures blanches. Mais à 9 ans on est organisé. J'ai sur moi un tube de cirage blanc. Je m'arrête en chemin, ne tenant plus compte de mes camarades de chambres, ni d'ailleurs de mes monitrices. Bien sûr je serai "grondée" - mot qu'affectionnait ma mère. Tant d'histoires de chaussures qui s'achèvent dans un souvenir moins romantique. J'ai 3 ans et je pleure. C'est la fête, à la limite du supportable pour l'enfant que j'étais. Je vois ma mère en larmes, mon père boire à même une chaussure... c'en est trop pour moi et ma mère qui m'arrache le bras pour m'éloigner de la scène... tu as honte du père de ta fille crie mon père. Moi je pique une crise de nerfs devant :la scène finale. Mon père embrasse une femme... qui n'est pas ma mère. J'hurle.

Ma mère les redoutait, ces réunions de famille. Mon père lui disait qu'elle manquait d'humour. Il aura moins d'humour quand plusieurs années après je partirai. Un jour où tu débordais d'humour, papa... quand le marteau vola dans les airs, ou ces autres jours, quand tu frappais avec tes cinq doigts épais sur mon visage... et qu'en m'embrassant tu passais l'arnica sur la trace rouge. Je t'avais bien dit de ne pas m'énerver, me disais-tu. Aujourd'hui encore je cherche à comprendre quel était mon tort. Celui d'exister sans doute.

Nos histoires ne suivent aucun plan tracé à l'avance. Les photos qui sont

devant moi, sont des fragments de ces temps du souvenir que le fusain estompe et

la gomme dissipe. Je les regarde. Elles sont éparpillées sur la table. Sans raccord

aucun. Il y a là celles de mes parents prises à une époque encore inconnue de moi,

celle de leur jeunesse et de leur enfance. Le passé est émietté et se donne dans des

détails. L'avenir n'a guère plus de consistance. Je suis assise face à elles. A la

recherche d'une continuité, ma filiation.

Alors je comble l'absence de mes mots.

Dans un habit endimanché, mon père a trois ans. Il est face

au photographe, tient la pose. Cheveux blonds que laisse deviner le

noir et blanc de la photo. Le mouvement est arrêté. Il est debout prêt

à embarquer vers une destination inconnue. Je le vois soudain dans

le souvenir de cet autre jour, le dernier. Je suis venue lui rendre visite. Au moment de le quitter j'ai senti la présence du jour d'après. Il marchait mal et s'appuyait sur sa canne. Il avait l'attitude de l'homme qui restera à quai. Cette image me poursuit. Vraie ou fausse ? Ce n'est pas le sujet. Les photos qu'il prendra de moi plus tard, auront ce caractère figé d'arrêt sur image.

Autre photo que ma main saisit. Ma mère a trois ans ou quatre, ou plus. Elle est sérieuse aux côtés de ses parents, sa sœur endormie dans les bras de sa mère. A quoi pense-t-elle ? Elle a cet air sérieux qui la poursuivra jusqu'au bout.

Ils sont souriants sur cette vieille photo datant de quelques mois après leur mariage. Devant le porche de l'Église Notre Dame des vertus. Il a un faux air de Clark Gable. Ma mère est élégante avec ses escarpins et sa robe serrée à la taille. Elle me porte tant bien que mal. Le porche de l'Église est noirci des fumées d'usines. Cela contraste avec leurs tenues endimanchées. Je m'obstine à croire que le temps retenu par la clepsydre est devant eux. Retenir la durée du temps dans les aiguilles de la pendule, c'est l'aventure de l'homme pressé. Le temps éclipsé n'est que ruse de la mémoire. Elle cache ainsi le battant du cœur lorsqu'il poursuit la puissance du désir. Je forge aussi mes souvenirs dans l'attente d'une parole qui sorte de l'inconnu ce silence maternel. Je ferme l'oeil géomètre du photographe qui s'attarde sur la pose au ralenti. Des lieux muets défilent en arrière-plan. Des sourires figés à jamais exagèrent une absence annoncée. C'est la Sainte Famille. Mais moi je tourne le dos. Tu faisais des caprices, me racontera ma mère. Tu me voulais pour toi seule. Moi, rajoutait-elle, il fallait que je travaille. Alors je te confiais à ta grand-mère. Tu étais sa favorite. J'étais devenue l'objet de convoitise des deux femmes. Lors de vacances avec ma grand-mère, elle me fera couper les cheveux. Courts. Un acte de propriétaire. C'est sans doute ainsi qu'il fallait comprendre la « main levée » sur moi de mon père. Le père, en grec c'est le despote. L'arbitraire de sa loi d'airain s'abattait sur moi.

Je vous ai pardonnés avec le temps. Je soignais vos plantes quand je venais vous voir. J'avais pitié de cet homme diminué, mon père, tant redouté, haï et finalement aimé. Après son AVC il n'était plus le même. Lui qui m'effrayait tant, enfant, je le vis chuter sur un talus du jardin. Ma réaction fut immédiate. Je courus relever ses 100 kilos. Sans même mesurer ma peine. Même au dernier moment, quand la mort de ta femme fut trop brutale à supporter, qu'il commit la parole la plus improbable à mon encontre. Le doute m'envahit. J'étais ta chose. Je me revois dansant devant le miroir. Tu es arrivé sans crier gare. Je suis restée coite. Evitant même de respirer. Paralysée de frayeur. Je bafouillais quelques excuses. Il y avait aussi ce drôle de cérémonial. J'étais chargée de t'apporter ton café et tes cigarettes au lit. Je ressemblais à ces jeunes vestales des temps anciens. Je me souviens de cette terreur qui naissait en moi quand tu criais mon prénom.

A côté de mes angoisses à l'évocation de ton ombre, le virus de la COVID est inoffensif. J'avais peur. Je ne savais pas de quoi. Une peur viscérale. Elle me paralysait, m'infantilisait.

Mais à quoi bon chercher des causes ? Il faut s'en tenir au mystère, à l'énigme des lois de la nature.

Sur une autre photo j'invente ce passé disparu. Les ancêtres féminins ont un air déterminé et sévère. Enfant je m'essayais à ce rôle de cheffe de tribu. Je prenais modèle pendant les vacances sur les amies de mes parents. Les gestes à répétition de la ménagère, lustrant la cuisinière au gaz, l'évier immaculé, chassant la moindre poussière, rythment la crainte de l'irruption de la nouveauté. Il y avait dans cette maîtrise de la main une forme obsessionnelle que je prenais pour une affirmation de soi, tant ma propre existence m'apparaissait vide. Culte hygiéniste poussé à l'extrême, nettoyage en profondeur du pécher originel. En rentrant de la plage, je m'attaquais au désensablage des serviettes de bain. Rinçages répétés. Ce tête-à-tête avec le linge tentait de dissiper le temps dans une boucle où le jour d'après restait inaccessible à la présence, pris au piège du jour d'avant. Avant quoi ? Je ne savais pas.

Je monte à bord de la barque. Avec celle "de mon âge" comme disaient mes parents, nous partons à la pêche. L'eau stagne. Les hameçons glissent à la surface de l'eau. Un bouchon plonge violemment. Il fait beau et chaud. Nous stabilisons l'embarcation qui manque de chavirer. Les rires, l'excitation, la crainte, les cris, tout se confond dans ce paysage de marécage. Nous attrapons la canne. Être deux n'est pas de trop. Nous mettons tous nos efforts et finissons par trouver le mouvement afin de remonter notre prise qui s'avère être une anguille. Énorme ! Je déteste tous les rampants et en particulier les serpents. À force de crier, nos deux pères surgissent dans ce paysage où la sauvagerie a pris le dessus.

Le jour d'après, quand la colère se brise sur la vague, que tout renaît loin des ruines du jour d'avant, j'en étais encore loin.

Je prends une autre photo. Je suis en classe. Peut-être en cours préparatoire.

Cheveux courts, l'air triste. Je regarde un horizon hors-champ.

Sur cette autre photographie j'ai une poupée dans les bras. Mon visage est sans réelle expression. J'interroge les hors-champs. Mais le cadrage est serré et ne laisse rien entrevoir.

Je me rappelle ce livret scolaire que j'avais signé à la place de mon père. Il interdisait que ma mère ne signât quelque papier administratif.

Les photos sont mélangées. J'en extrais une. Puis une autre. Arrêt sur image fixe. Il y a un vieux manège à la musique désopilante. Temps de la répétition que celui de ces chevaux de bois sur lesquels je lisais la joie des enfants. Les promenades à répétition au bord des falaises. Les éclats de rire. Les pleurs aussi. L'orage frappe les falaises. Elles s'effritent. À la limite parfois de l'effondrement. Mais elles résistent encore. L'écume se déverse sur les galets aux formes multiples pour rêveurs accrochés à la ligne d'horizon. Des panneaux rappellent l'interdiction de les ramasser. Bord de mer pour plaisanciers nostalgiques d'une époque éloignée. Le ciel est bas et gris. Nombreux sont ces mots enfouis qui frappent et tonnent au seuil. Dans le désordre et la précipitation c'est le temps de la colère. Ressac des vagues claquant ma mémoire étourdie, à l'orée de ce présent inhabitable.

Sur cette photo je semble sage. Un Cocker à mes côtés. On l'a emprunté aux voisins pour l'occasion. Jeu de figuration. J'ai deux ans. Le jour s'enchaîne à la nuit.

J'ai toujours redouté les discours trop affectés à mon égard. Ils sont nombreux à vous aimer malade. Vous êtes une concurrente évincée. Au début je me plaignais, c'est vrai. En écho aux plaintes qu'on me renvoyait. Il faut bien parfois tirer profit des maladies et de leur réputation. Je l'admets mon petit. Ceci n'est pas très moral. Mais le malade se soucie-t-il encore de la morale quand il est au plus mal ? Je cherchais ainsi à rassurer surtout sur mon comportement inquiétant pour l'ordre social qui me mettait à la marge. Je voulais rester dans la course. Impossible d'en démordre même si j'avais des douleurs. Même si je me paralysais et encourais le risque de ne pas pouvoir rentrer chez moi. Mais rien n'est jamais définitivement arrêté ou tranché. C'est comme lorsque l'on s'endort. Subrepticement on glisse dans le sommeil sans savoir à quel moment on sort de l'état éveillé. Si vous êtes sous l'emprise de Parkinson, vous glissez peu à peu alors dans l'indifférence à vous-même, cette forme qu'adopte le renoncement à certaines habitudes acquises depuis bien longtemps et que vous considériez indéracinables. Vous hésitez à fréquenter les espaces publics de peur d'y paraître déplacée. Quand la dopamine est trop basse vous êtes semblable au drogué en manque. Quand vous être en surdose, vos mouvements deviennent imprévisibles et les moulins à vent de Don Quichotte sont loin d'être autant agités que vos bras. Pas la peine de chercher des explications. L'homme ou la femme aux certitudes inébranlables sait. Si vous tombez à terre on met cela sur le compte de l'alcool ou autre addictif. Et le même qui dénoncera une quelconque nature humaine coupable des pires maux, à laquelle bien évidemment il ne participe pas – rendant du même coup caduque la proposition de départ - se targuera auprès de ses relations de vous avoir vu dans un drôle d'état. Parfois une main se tend, un sourire s'esquisse. Alors vous pardonnez. Les douleurs, le regard des gens aux intentions douteuses, tout cela disparaît. Il faut vivre. Sans amertume. Et surtout sans ressentiment, cette puissance de haine de la   vie

En même temps que je découvrais l'existence de ce comportement hors norme de mon corps, je revoyais à la baisse le nombre de ceux qui prétendaient au statut d'amis. J'ai un temps accordé l'écoute à des gens en surcharge d'eux-mêmes, à la limite de la nausée tant ils s'étalaient avec volupté sur le vide de leur vie. Feinte empathie d'une raison misérable qui ne sait que parler d'elle. Elle emprunte des mots aux champs lexicaux de la mansuétude et de la générosité avec le souci de tout ramener à ses perspectives. Remettre la raison à sa place c'était devenu ma tâche. La maladie est un terme générique, un lieu sans réel contour qu'affectionne l'homme ou la femme des étiquetages. Le médecin en dicte le décret avec cérémonie. Homme de science, il impose le corps de la loi. Discours qui se débat avec la singularité. Si votre corps échappe à la compréhension des hommes des sciences, on trouvera toujours de bonnes raisons pour vous mettre sur la touche, le temps d'un match. Même après la partie. On n'est jamais assez prévoyant.

Je suis devenue celle qui tous les jours doit faire ses preuves.
Combat harassant.

La pluie sur le volet ruisselle. Pluie d'automne. Je te regarde toi qui portais tous les possibles de ta naissance. Puis le corps prend ses plis. Il sera pianiste. Il sera... on rêve pour toi dans ce temps de la ligne amputée des promesses sans issue. Les pliures de ta chair te meurtrissent en écho de tes choix. Tu marcheras et ne voleras pas. Ordre des lois de la nature. On t'invite à te dépasser. Moi on me soutient. Tomber ce n'est pas conforme non plus au programme biologique de l'être humain. Je rentre péniblement de ma promenade. Je cherche la clé au fond du sac. La main se fige. Rester calme et orienter sa pensée vers d'autres horizons. Sortir de l'enclave. J'attrape la clé. Ouvrir la porte. Nouvelle inquiétude. J'ai peur maintenant de sortir. Il faut rentrer après. Un jour je serai prise au piège.

J'ai cherché à conjurer le sort sans vraiment savoir où j'allais. J'ai pris la toile pour tisser et détisser, histoire d'abord de fuir ce que je voyais : une femme malade. Une mère incapable de jouer son rôle, une usurpatrice dans les yeux de ses enfants. Alors je suis devenue Pénélope, celle de l'Odyssée ne voulant pas rentrer chez elle car tout simplement elle n'en avait plus. Des années à se chercher sur des routes impraticables. Tu souris. Tu ne sauras pas, cela est inutile. Tu ressens ma peine et c'est bien mieux. Je ne raconte pas des histoires à ne plus dormir la nuit. Je distille le parfum de ces étranges sensations dans l'espoir d'une embellie. Ce sera la nôtre.

C'est ainsi mon tout petit. On croit en la force des mots. Une autre histoire d'héritage qui nous vient d'on ne sait pas trop où. Peut-être des livres. J'ai absorbé des livres. A peine lu un autre prenait la place.

A la maison il n'y avait place que pour mon désir d'en lire toujours plus. J'ai compris que lire était un véritable supplice quand la main ces dernières années en se crispant lâchait prise. Le corps figé en ne se résignant pas à abandonner, geint sa peine. Crispation de la nuque, corps balancier, le poids se localise sur une jambe, un pied, douleur terrible.

Je te vois tenter de te mettre debout. Moi aussi je cherche la bonne position. Tu t'assieds et repars en rampant découvrir le monde. Eblouissement devant l'enfant explorateur. On l'encourage. La femme qui s'affaisse effraie. Elle est la promesse de la défaite. Alors je te parle ici loin du bruit inutile et de la censure.

Comment te dire loin des mots et en même temps attachée à eux cette douleur profonde ? Toi tu pleures quand tu souffres. Tu cries, tu hurles. A en exaspérer ta mère, ma fille. Je me souviens en regardant les photos de ses pleurs à elle, de mon impuissance dans ces moments où la raison doit renoncer et abdiquer. Prendre le temps d'un corps à corps où la tendresse remplace les discours ordonnés.

Magie de ces moments de la retrouvaille. Le présent faisait place à la présence. Le sentiment, la sensation reprenaient les rênes.

Je te suis à quatre pattes sur la moquette écrue. Tu te hisses sur le rebord du canapé. Moi je freine ma dyskinésie. A chaque fois c'est pareil. Trop de joie, trop de sensations et mon corps s'éparpille dans les remous de ce flux qui ne suit aucun sens, tout entier soumis à des décharges électriques qu'il produit lui-même. J'essaie de cacher cette angoisse qui me saisit. Alors je parle recouvrant la perplexité qui est plus la mienne que la tienne. Toi tu n'as qu'une envie. Attraper le moment opportun, celui de l'ivresse de se tenir debout, c'est ton but. Le mien cherche à dissimuler la position instable de celle qui voit son corps partir loin de la verticale. Au final, toi et moi on est bancal. C'est là notre moindre mal. Tu fais des flexions sur la pointe des pieds, façon cycliste en danseuse sur la selle. Moi je pratique la natation sur une moquette qui m'arrache la peau des genoux. Soudain le répit s'annonce. Toi tu as faim et cela t'effraie. Tu sens ton corps t'abandonner pris tout entier à ce manque qui creuse ton ventre. Moi je retrouve le sens de la mesure. Temps de la récréation, pris au mot. Appel de la création de soi. Tu manges. Moi je fume sur la terrasse.

La maladie de Parkinson est mon quotidien. On me trouve de la force. On me dit courageuse aussi. Habitée sans doute par l'habitude de me taire devant la prolixité et la confusion des réprimandes. La voix paternelle résonnait en rappelant à l'ordre. Elle me figeait. La peur se saisissait de mon corps. Le silence des photos redouble ce mutisme. Le trouble me saisit. Faire dire à l'image ce qui est son véritable hors-champ demeure enclos dans l'indicible. Je lutte pour écrire. Dévoiler mes secrets m'est plus difficile qu'endurer Parkinson.

Un psychanalyste que j'avais croisé au début de ma maladie défendait l'hypothèse que je n'avais pas Parkinson mais telle Anna O$_1$mes symptômes éclairaient une toute autre histoire. En clair, je n'avais fait que déclencher une défense psychique afin de me protéger d'un non-dicible. Peut-être. Ce livre sera, qui sait, l'occasion de vérifier cette affirmation.

Des falaises du côté du Tréport, pas très loin de mes souvenirs d'enfant, quand j'allais en vacances à Ault avec ma grand-mère. Il y a une photo de moi, les cheveux courts. La photo est silencieuse. Sur cette autre photo je suis semblable à une princesse. Sur celle-là une petite fille blessée, triste. Les temps se confondent. Des flashs surgissent. Les semaines, les mois, tant d'années, se résument à ces moments instantanés et désordonnés. Je me revois, enfant adulée, princesse protégée. Je ne cesse pendant toute mon enfance d'être malade. Pourtant sur cette photo jai deux ans et tient la vie au bout de son index. Pour désigner ? Appeler ? Mystère de l'évocation. Une main me retient.

Je cherche le fil, cette mathématique de la continuité. Le filagramme déchire la supercherie de l'imagerie. Apparaît le négatif dans son inversion. Tout s'inverse, comme le jour d'après.

1 Freud, Introduction à la psychanalyse.

Je regarde leur photo. Ils sont jeunes. Ce sont mes parents. J'ai deux ans et tourne le dos à l'objectif. Une sainte trinité. Je suis dans les bras de ma mère. Ils ont cette puissance sauvage de leur âge. Je les regarde. Vieille photo argentique. Ils portent l'orgueil de ces gens pauvres pour qui le travail est le sésame de la victoire sur la naissance. Ils sont seuls maintenant, réunis dans la mort. La photo gomme cette violence de l'âge. Ils se sentaient responsables de mon Parkinson. Les parents portent toujours le poids de ce qui atteint leur progéniture. Les enfants sont effrayés par tant d'abnégation et refusent de se soumettre à cet amour envahissant. La photo éveille la nostalgie. D'eux il ne reste rien. C'est ce que l'on croit petit garçon, quand on en reste à la surface des choses. Certains disent qu'ils sont dans nos coeurs. Moi je préfère dire qu'ils forgent mes mots, mes histoires, dans ce parfum que je distille par la concoction de ces émanations du verbe quand le crachin s'éprend de mes sens.

Les mots sont notre seul héritage. Le jour de sa mort, ma mère dit voir une lumière. Ses dernières paroles, comme on dit souvent, furent pour "l'après". Tu lui as donné la force de tracer la dernière esquisse. Sans s'esquiver. Je ne l'ai pas vu mourir. La maladie me ralentit. Pas possible de forcer la lenteur de mon pas. Sept cents kilomètres c'est loin. Mon père non plus je ne le vis pas mourir. On me dit seulement qu'il n'était plus là. Je les vois toujours par-delà le mur du retour impossible. Je les vois encore dans cette maison. Tout a disparu. Même les étoiles sont orphelines. Le rictus d'un sourire sur mon visage les ramène parfois à la vie. Ils sont les héritiers de ces traces que je porte sur moi. J'erre sur les chemins qu'ils empruntaient, à la

recherche de leur empreinte.

Leur chienne fut placée dans un chenil.

L'ENIGME DEMEURE

Se perdre en chemin c'est se retrouver quelque part.

J'ai vécu la maladie comme un éboulement, une falaise qui s'effondre. Cette perte de soi je n'y voyais que condamnation sans appel. Erreur. On perd de vue la puissance inventive du corps. Je ne pouvais plus faire ce pour quoi le corps est dressé mais d'autres plis peuvent être pris. J'ai mis du temps à comprendre.

Le traitement de la maladie nous fait découvrir de nouveaux lieux, tracer de nouvelles frontières. La raison joue un rôle subalterne. Il fut un temps où je ne me reconnaissais plus. La sensibilité devenait maîtresse. Tremblements du manque de dopamine qui vous tétanisent, langage qui s'essouffle, le regard accusateur de votre reflet qui ne comprend pas, dérive de la raison, corps à corps brutal avec des gestes du quotidien, perdus, jeu avec la volonté pour sauver votre part humaine ...

Je suis rattachée à la marche par le fil de la pompe qui m'abreuve en dopamine. Sans elle je m'affaisse. La colonne vertébrale s'arrondit, la tête bascule en avant. Je regarde le sol. Le pas se traîne, lever un membre devient un challenge. Je m'allonge pour oublier. De l'extérieur on ne comprend pas. Puis la pompe repart. Je me redresse. Une poupée mécanique, voilà ce que je suis devenue. Il faut sans cesse la remonter. L'avoir à l'oeil.

Dans le lit la nuit mon corps est inerte. La dose est faible. On craint le surdosage et les effets addictifs qui s'ensuivent, la levée des inhibitions. Le retour définitif de ce que l'éducation a cru maîtriser. La volonté ne cesse de lutter. Parfois elle renonce. Cède à la séduction du renoncement.

Il faut accepter de différer. Patienter le temps de l'inacceptable, cette attente du retour à soi. L'esprit lutte contre un corps devenu incontrôlable. Les normes sociales se dressent contre une façon de vivre devenue un défi à l'ordre. Une menace pour tous ceux qui pensent la durabilité des choix de la volonté.

Cette maladie inquiète par les signes qu'elle manifeste. Signe de l'inquiétante étrangeté, elle est la porte qui ouvre à la folie. La porte s'ouvre et se ferme. La volonté ne cesse de chercher les clés pour fermer à double tour. Elle craint les courants d'air.

Assise inconfortablement j'attends que la pompe me ramène à un repos provisoire.

Je cherche l'oubli.

Le corps en se recréant crée de nouvelles conditions à la pensée. Cela je ne l'avais pas prévu le jour d'avant, ce jour qui s'avance vers l'imprévisible.

La ville n'est pas qu'un Dédale de rues et de bâtiments. L'homme y est le labyrinthe. Le Centaure est dans ces errances pris à son propre piège. On croit savoir... et puis non, c'est plus compliqué que cela. Habiter une ville c'est être habité par elle. Comme on dit de quelqu'un qu'il est habité. Il n'est plus lui, étranger à sa familiarité.

Habiter un lieu c'est bousculer l'ordonnancement du lieu. Ainsi la ville est constamment bousculée, réaménagée, ré-habitée.

La maladie de Parkinson aménage son lieu et son temps de la même façon.

Les mots se perdent sur la route sinueuse. J'enrage souvent de ne pas être prise au sérieux. Je suis blessée par ces mots ternes incapables de dire le travail de ma pensée.

Ils m'ont aidée, ces mots. Comme ça. Dans le silence, quand je me perdais. Tu vois, petit garçon, toi que j'ai si peu vu, je veux t'enseigner cette mémoire hors du temps, cette présence en suspension à l'écart de la course de nos envies lors de ces folles fuites où je me faisais noctambule. Ce soir je suis à tes côtés, silencieuse. Nous avançons vers le jour d'après, le mot qui suit, sans point fixe. L'énigme nous tient lieu de boussole. Accepter l'énigme, j'ai mis du temps à l'admettre.

FIN

Table des matières

Avant-propos 3
Une histoire de confinement 5
ME RELEVER 21
COMMENCER 28
ME RÉINVENTER 36
L'ENIGME DEMEURE 63

www.ingramcontent.com/pod-product-compliance
Lightning Source LLC
Chambersburg PA
CBHW070418220526
45466CB00004B/1454